Te
157

DÉPÔT
Seine
n° 9029
1862

DE L'EXPECTATION

ET

DU TRAITEMENT HOMŒOPATHIQUE

DANS

LA PNEUMONIE

PAR

LE Dr P. JOUSSET

Ancien interne lauréat (médaille d'or) des hôpitaux de Paris
Membre correspondant de la Société de médecine de Gand
Lauréat (médaille d'or) des Sociétés de médecine de Gand et de Bordeaux, etc.

(Extrait de l'ART MÉDICAL)

PARIS

CHEZ J.-B. BAILLIÈRE ET FILS, ÉDITEURS

19, RUE HAUTEFEUILLE, 19

—

1862

DE L'EXPECTATION

ET

DU TRAITEMENT HOMŒOPATHIQUE

DANS

LA PNEUMONIE

· PAR

LE Dr P. JOUSSET

Ancien interne lauréat (médaille d'or) des hôpitaux de Paris, membre correspondant
de la Société de médecine de Gand, etc.

PARIS

CHEZ J.-B. BAILLIÈRE ET FILS

19, RUE HAUTEFEUILLE, 19

—

1862

BIBLIOTHÈQUE IMPÉRIALE IMPR.

DE L'EXPECTATION

ET

DU TRAITEMENT HOMŒOPATHIQUE

DANS LA PNEUMONIE

La discussion sur la valeur de la réforme thérapeutique hahnemannienne semble restreinte aujourd'hui au terrain limité du traitement de la pneumonie; et à voir les efforts tentés par l'école de Vienne et par celle de Paris, il est aisé de comprendre quelle immense importance les adversaires de l'homœopathie attachent à l'issue de la lutte engagée sur ce point de la thérapeutique. S'il est démontré, en effet, que les guérisons, maintenant incontestées, des pneumonies traitées par l'homœopathie, sont dues aux seules forces de la nature, l'école de Hahnemann recevra de cette démonstration un échec difficile à réparer ; mais si, au contraire, l'observation clinique rend évidents les dangers de l'expectation dans le traitement de la pneumonie, les succès obtenus à l'aide des doses infinitésimales acquerront par cela même une valeur contre laquelle il sera bien difficile de lutter plus longtemps. Aussi, en Allemagne, comme en France, plusieurs médecins distingués ont multiplié les travaux et les expérimentations pour démontrer que la pneumonie était une maladie habituellement bénigne et dont la terminaison naturelle et spontanée était la guérison. La question des prix pour l'année 1862, posée par l'Académie de médecine, prouve que cette opinion a fait de grands progrès dans l'esprit des médecins français, et que le procès est bien près d'être jugé contre Hahnemann et son école.

A ce moment de la polémique, nous acceptons le terrain fixé par la suite des travaux et des discussions. Nous acceptons même les résultats et les chiffres produits par les médecins qui ont fait de l'expectation dans la pneumonie, et sur ce point, maintenant bien circonscrit, du traitement de la pneumonie des adultes (1), nous voulons comparer la valeur de l'expectation et de l'homœopathie.

Nous aurons occasion, dans le cours de ce travail, de faire connaître les chiffres désastreux donnés par l'expectation dans la pneumonie ; mais nous nous proposons principalement de démontrer cliniquement, c'est-à-dire par des observations particulières, l'action des doses homœopathiques sur la marche de la pneumonie. Pour cela, nous comparerons la marche des symptômes et des lésions chez les ma—

(1) De tout temps on a enseigné que la pneumonie franche guérissait plus souvent chez les enfants (au-dessus de 2 ans) que chez les adultes ; c'était l'opinion de Chomel, c'est celle qu'on trouve affirmée nettement dans l'ouvrage classique de Rilliet et Barthez. Ce dernier médecin vient de saisir l'Académie d'un travail reposant sur un nombre considérable d'observations, travail qui tend à établir que la pneumonie chez les enfants a, le plus souvent, une grande tendance à la guérison, et que les traitements perturbateurs en usage dans cette maladie sont habituellement pernicieux.

L'importance de ce travail nous a décidé à diviser la question et à traiter aujourd'hui de la pneumonie chez l'adulte. Nous nous réservons de revenir sur l'expectation dans la pneumonie des enfants quand nous aurons pu lire le travail de M. Barthez ailleurs que dans un résumé nécessairement fort incomplet.

lades non traités et chez ceux qui prennent des médicaments
à doses infinitésimales et des différences radicales que nous
constaterons chez les uns et chez les autres, nous conclu-
rons à l'efficacité du traitement homœopathique.

Mais d'abord examinons comment la querelle entre les
médecins qui ont adopté la réforme de Hahnemann et ceux
qui la repoussent est arrivée à se limiter à la question de
*l'expectation et de l'homœopathie dans le traitement de la
pneumonie.*

I

Saignées générales et locales répétées coup sur coup, émétique à haute dose, digitale, musc, immense vésicatoire fréquemment renouvelé, tels sont les moyens qui, associés deux
à deux, trois à trois, ou successivement administrés, consti-
tuaient le traitement ordinaire de la pneumonie pour tous les
médecins des hôpitaux de Paris, avant l'année 1850.

La croyance à la nécessité d'un traitement énergique dans
la pneumonie était tellement générale à l'époque dont nous
parlons, tellement hors des discussions, que les statisticiens
eux-mêmes qui ont fait de si nombreuses expérimentations
pour juger de la valeur des différents moyens employés dans le
traitement de cette maladie, n'ont jamais osé conseiller l'expectation. Un seul homme faisait exception à cette règle,
c'était Magendie ; physiologiste et expérimentateur plutôt que
médecin, professant ouvertement le scepticisme en thérapeutique, Magendie ne traitait pas la pneumonie; mais cette
pratique, loin d'être acceptée, était à peine tolérée; et elle

constituait un scandale public pour tous ceux qui croyaient à la médecine (1).

Nous avons donc raison de dire que la pneumonie était considérée par les médecins des hôpitaux comme une maladie qui réclamait *toujours* un traitement énergique. On pouvait différer sur le nombre des saignées et des vésicatoires, sur la quantité de tartre stibiée, sur les indications particulières du musc ou de la digitale; mais on était d'accord sur ce point que la pneumonie devait être attaquée vigoureusement et que du traitement dépendait le plus souvent l'issue heureuse ou funeste de cette maladie.

Tel était l'état des esprits sur le traitement de la pneumonie quand une opinion nouvelle commença à se répandre. D'abord on se répéta tout bas que cette maladie guérissait seule et que l'échafaudage thérapeutique dirigé contre elle était plus nuisible qu'utile. Ce fut d'abord une simple rumeur, incapable de troubler ceux-là mêmes qui avaient affiché le plus haut la prétention de *juguler* la fluxion de poitrine par un traitement énergique. Mais cette rumeur se répéta avec insistance; elle se propagea, et, en se propageant, prit de la force.

(1) Nous avons passé plusieurs années de notre internat à l'Hôtel-Dieu, et nous pouvons affirmer que les autopsies de pneumonies n'étaient point chose rare dans le service de Magendie. Mais ce qui caractérise surtout l'état de l'opinion vis-à-vis de l'expectation dans la pneumonie à l'époque dont nous parlons, c'est le mal qu'avait Magendie à empêcher ses malades d'être traités. Non-seulement ses internes saignaient les malades le plus souvent qu'ils le pouvaient et donnaient du tartre stibié en cachette, mais les internes de garde ne manquaient jamais l'occasion de pratiquer des saignées aux malades pour lesquels ils étaient appelés dans le courant de la journée, et maintes fois Magendie nous a fait prier de nous abstenir d'une pratique qui le contrariait fort, mais que nous regardions alors comme un devoir de conscience.

On parla ouvertement alors de succès incroyables obtenus dans les hôpitaux de Vienne par l'expectation. Legendre publia ses essais sur la guérison naturelle de la pneumonie des enfants, et ce qui en 1850 n'était qu'un bruit sans consistance devint en 1860, une opinion assez accréditée pour que l'Académie se crût autorisé à mettre au concours la question de l'expectation dans le traitement de la pneumonie.

Cependant que s'était-il passé à Paris et à Vienne, pour que l'opinion des médecins eût subi une transformation aussi fondamentale? Comment ce traitement de la pneumonie si péniblement et si laborieusement édifié par la tradition venait-il à s'écrouler tout à coup, et par quelle révolution une maladie pour le traitement de laquelle tous les médecins depuis Hippocrate jusqu'à M. Grisolles répétaient : *Occasio præceps*, était-elle maintenant abandonnée aux seules forces de la nature?

C'est qu'à Paris comme à Vienne, un fait d'une importance colossale s'était produit. Au grand scandale de la thérapeutique traditionnelle, l'homœopathie avait démontré qu'elle guérissait la pneumonie dans des proportions inconnues jusqu'alors. Ce fait, établi sur des observations cliniques incontestables et bientôt incontestées, faisait aux adversaires de l'homœopathie une position inacceptable. Cependant le fait était là et il était également impossible de le nier et de le faire oublier. Il fallait donc ou reconnaître la nouvelle doctrine thérapeutique ou démontrer que la pneumonie guérissait habituellement par l'expectation. C'est à ce dernier parti qu'on s'arrêta (1). Choix malheureux pour les

(1) Quand J.-P. Tessier publia son livre sur le traitement de la pneumonie par la méthode de Hahnemann, on essaya de contester la valeur du diagnostic des observations sur lesquelles il s'appuyait. Ce fut là toute la critique de Valleix. On voit quel chemin la question a fait depuis ce temps.

tenants de la thérapeutique officielle, sorte d'impasse où ils se sont volontairement acculés et d'où il leur est impossible de sortir, parce que la seule issue qu'ils se soient réservée, la guérison habituelle de la pneumonie par l'expectation, est une erreur formelle.

C'est, en effet, une erreur formelle que de croire à la guérison habituelle de la pneumonie en l'absence de tout traitement.

Des relevés statistiques limités à une seule année ont pu produire ce mirage de la guérison spontanée d'une des maladies aiguës qui font le plus de victimes. Mais l'expérimentation étant poursuivie pendant plus longtemps, l'illusion n'a pas tardé à disparaître, et le chiffre de 31 morts sur 100 malades est promptement venu remplacer le chiffre de 7 pour 100, annoncé d'abord par Dielt (1).

Les chiffres avoués par les médecins qui préconisent l'expectation dans le traitement de la pneumonie viennent donc prouver contre eux et justifier l'opinion traditionnelle qui a toujours considéré la pneumonie comme une maladie très-grave.

Du reste, les résultats désastreux de l'expectation ont opéré à Vienne une véritable réaction contre le scepticisme thérapeutique qui y a régné pendant plusieurs années. Aujourd'hui, ce n'est plus Skoda qui est le grand clinicien de

---

(1) Voici les chiffres de ces tristes expérimentations :

      Dr Dielt :   7,4 pour 100 en 1849 ;

                     9,2 — — en 1852 ;

              20,7 — — rapport officiel de 1854.

      Dr Bordes :   22,0 — — en 1855.

      Dr Schmidt : plus de 23 pour 100.

                  (Gazette médicale de Paris, 20 avril 1859.)

      Dr Brandes (de Copenhague) : 31 pour 100.

                (Virchow's *Arch.* XV, 3 und. 4 heft., p. 210.)

On comprend que nous n'acceptions ces chiffres que *sous bénéfice d'inventaire ;* tels qu'ils sont, ils ne prouvent qu'une chose : c'est qu'on meurt dans une proportion énorme (1 pour 3) dans la pneumonie non traitée.

l'école de Vienne ; la foule a quitté ce roi du *diagnostic local*
pour suivre Oppolzer, dont les doctrines thérapeutiques
sont une protestation énergique contre l'expectation (1).

Nous pouvons donc espérer que la vérité se fera de plus
en plus sur cette question de l'expectation dans la pneumonie.

Déjà on a distingué avec raison, au point de vue de la
gravité, la pneumonie chez les enfants et la pneumonie dans
l'âge adulte et dans la vieillesse. Il reste un pas beaucoup plus
difficile à faire, mais aussi beaucoup plus décisif, c'est de
distinguer la pneumonie suivant ses formes. Quand les relevés statistiques sépareront avec soin la pneumonie de forme
bénigne, la pneumonie purulente et la pneumonie de forme
commune, ils auront une autorité incontestable pour résou-
dre toutes les questions de thérapeutique relatives à cette
maladie. Ce sera là de la statistique sérieuse, de la statistique
réellement médicale, et non pas cette sorte de numération
d'infirmier réunissant dans la même colonne tous les malades
qui présentent du râle crépitant et du souffle, sans se soucier
de distinguer deux choses aussi différentes, quant à la gravité,
que la pneumonie bénigne et la pneumonie purulente. Que
dirait-on d'une statistique qui, pour démontrer la valeur
d'une médication anti-cholérique, ne distinguerait pas la
cholérine du choléra foudroyant? On la rejetterait comme
indigne de tout examen sérieux. C'est cependant la méthode
adoptée par des médecins qui se piquent de positivisme et
d'exactitude. C'est sur des chiffres dus à de semblables arti-
fices qu'on ose s'appuyer pour affirmer que la pneumonie
guérit sans traitement.

Mais ces résultats étaient trop ardemment désirés par les
ennemis de la thérapeutique de Hahnemann pour qu'ils y re-

(1) Voir à la fin une traduction du journal *Schmidt's iahrbuecher der
medicin*, que nous devons à l'obligeance du Dr Gallavardin (de Lyon).

gardassent de trop près, et ils ont accepté avec reconnaissance ces preuves venues d'outre-Rhin, s'enferrant ainsi eux-mêmes de plus en plus dans cette argumentation de la guérison spontanée de la pneumonie ; car enfin, maintenant que la lumière commence à se faire sur cette question, et qu'on est obligé d'avouer des mortalités de 22, 23 et 31 pour 100 dans les pneumonies non traitées, il faudra bien reconnaître que le traitement homœopathique, qui, par ses succès, avait engendré cette illusion de la guérison naturelle de la pneumonie, a bien quelque valeur.

II

Maintenant nous allons revenir à la question qui forme l'objet principal de ce mémoire et démontrer que les pneumonies traitées par l'homœopathie guérissent autrement que les pneumonies abandonnées à elles-mêmes. Pour cela, nous résumerons les trente-huit observations de pneumonies publiées par J.-P. Tessier ; nous y ajouterons dix observations inédites, et nous montrerons comment les phénomènes morbides se sont modifiés sous l'influence du traitement.

Pour les pneumonies non traitées, nous ne pourrons pas suivre le même procédé, puisque nous ne possédons pas de séries d'observations de pneumonies soumises à l'expectation (1). Mais nous prendrons les propres enseignements de ceux qui prétendent connaître la marche naturelle de la pneumonie, de ceux qui affirment en avoir vu guérir un

---

(1) Il est à remarquer que tous ces grands guérisseurs de la pneumonie par l'expectation n'ont jamais publié d'observations. Qu'est-ce qu'on nous dirait si nous suivions ce procédé par trop commode ?

grand nombre, sans aucun traitement ou avec un traitement insignifiant.

1re OBSERVATION.

Pneumonie terminée le 7e jour par des sueurs. Bryonia 12e, phos-
phore 6e *et* sulfur 6e. *Le* 3e *jour du traitement,* 4e *de la maladie,*
première amélioration suivie d'une aggravation qui dure peu. —
Amélioration définitive le 5e *jour,* 4e *du traitement.*

Le 21 mai, P..., cultivateur, âgé de quarante et quelques années, fut pris de frisson mêlé de chaleur, bientôt suivi d'un mouvement fébrile intense, avec douleur dans l'épaule et dans le côté gauche, grande inquiétude et crainte d'une mort prochaine; il existait très-peu de toux.

2e *jour, matin.* — Le mouvement fébrile est diminué, au dire du malade, la peau est humide, le pouls grand à 110, la langue est sèche et brune, point de côté à gauche, matité relative dans le tiers moyen gauche, respiration obscure. *Bryonia* 12e, 6 globules dans douze cuille-rées d'eau ; une cuillerée toutes les deux heures. Diète.

Dans la journée, le malade sue abondamment et se trouve un peu mieux ; la nuit n'est pas mauvaise.

3e *jour.* — Le matin, sueurs abondantes; le soir, redoublement fébrile. Je le vois en ce moment : la face est rouge, la peau brûlante et sèche, le pouls seulement à 90 ; la matité existe dans la partie supérieure du poumon gauche et s'accompagne d'un bruit de souffle caractéristique, la toux est peu intense. Je continue *bryonia* 12e.

4e *jour, matin.* — Le malade va mieux ; il y a des sueurs très-abondantes, expectoration rouillée caractéristique ; le souffle est sur-tout intense à la partie moyenne du poumon, il commence à se mani-fester à la partie inférieure ; il y a eu trois selles liquides. *Phosphorus* 6e toutes les deux heures.

Le soir. — Plus agité; mauvais sommeil, réveil en sursaut; dans un mouvement brusque, la douleur de côté revient très-intense. *Bryonia* 12e.

5e *jour.* — Bien mieux; sommeil tranquille toute la matinée. Le pouls est à 84 ; crachats abricots plus abondants. La diarrhée a cessé ;

souffle dans les deux tiers inférieurs. Quelques bulles du râle crépitant de retour par la toux. Continuer *bryonia*.

6e *jour*. — L'amélioration continue. Pouls à 82 ; grande diminution de la douleur du côté ; râle crépitant de retour dans les deux tiers du poumon gauche, à peine un peu de souffle.

7e *jour*. — Je ne vis pas le malade ; mais il eut des sueurs très-abondantes toute la journée. La nuit, bon sommeil, et le lendemain, le pouls était à 60 pulsations ; encore râle de retour, pour lequel je prescrivis *sulfur* 6e. La convalescence fut rapide.

Ainsi, voilà une pneumonie débutant par le sommet, envahissant successivement tout le poumon en procédant de haut en bas, méritant par conséquent d'être classée parmi la *pneumonie érésypelato-phlegmoneuse*, dont M. le docteur Trousseau a dit (1) : « C'est là une des formes les plus mauvaises de la pneumonie, une de ces formes qui rendent impuissants nos moyens d'action, parce que la constitution de l'individu s'épuisant sous les coups répétés de la maladie, les médications les plus utiles deviennent rapidement inefficaces. » (*Clinique de l'Hôtel-Dieu*, t. I, p. 610.)

Et cette pneumonie, estimée si dangereuse par M. Trousseau, si rebelle à tous les moyens de traitement, était déjà fortement atteinte après trois jours de l'usage des globules de bryone à la douzième dilution, et tout à fait vaincue le sixième jour du traitement ; le malade passait d'un état grave à la santé, presque sans convalescence, et surtout sans conserver pendant des semaines l'hépatisation consécutive des pneumonies non traitées. Mais poursuivons.

(1) Clinique de M. Trousseau. Voy., t. I, p. 609, l'observation d'une pneumonie qui semble, par le début, être calquée sur celle qu'on vient de lire, mais qui se termine par la mort le 9e jour.

2ᵉ Observation.

Pneumonie, sueurs critiques le 7ᵉ jour. Bryone *et* phosphore 12ᵉ.
Le 3ᵉ jour du traitement, 7ᵉ de la maladie, sueurs critiques. —
Amélioration incontestable le 4ᵉ jour du traitement. — Cessation
de la fièvre le 10ᵉ jour. — Résolution de l'hépatisation le
12ᵉ jour.

Bassin, âgé de cinquante-trois ans, scieur de pierre, entré à l'hôpital Beaujon le 21 avril 1857, couché au n° 32, salle Saint-François.

La maladie a débuté le 13, vers le soir, par un frisson et un point de côté.

5ᵉ jour. — Examiné le 22, il présentait l'état suivant : mouvement fébrile intense, peau chaude et sèche, pouls grand, mou, à 120. Dyspnée légère, expectoration sanguinolente, visqueuse et transparente. Point de côté, souffle sans mélange de râle dans le tiers moyen du poumon gauche. *Bryonia* 12ᵉ le jour, *phosphorus* 12ᵉ la nuit.

6ᵉ jour, 23. — Pouls à 112, même caractère. La pneumonie s'est étendue en bas. *Bryonia* et *phosphorus.*

7ᵉ jour, 24. A la visite, pouls encore à 118 ; même état local, peau humide ; expectoration brune, mais visqueuse.

A midi, sueurs abondantes.

8ᵉ jour, 25. — La sueur a continué ; râle crépitant, de retour, en bas. Le pouls est à 96. Le malade a le sentiment du mieux. *Bryonia* et *phosphorus.*

10ᵉ jour, 27. — Je ne vis pas le malade le neuvième jour ; mais, le matin du dixième, il n'y avait plus de fièvre ; la peau était fraîche, le pouls à 76. La toux empêchait encore le malade de dormir la nuit.

11ᵉ jour, 28. — Pouls à 72, râles de retour abondants. *Bryonia* et *phosphorus.*

Le 29 avril, la convalescence était commencée, le pouls à 68. Le poumon en pleine résolution. Râles sibilants et sous-crépitants.

La convalescence fut rapide.

Ainsi, amélioration et sueurs critiques le troisième jour du traitement et le septième de la maladie. Le dixième jour, il n'y avait plus de fièvre, et le onzième, le souffle avait complétement disparu.

3e Observation.

Pneumonie du sommet chez une vieille femme. — Légère amélioration le 3e jour du traitement. — Amélioration incontestable le 4e jour, 7e de la maladie. — Guérison le 9e jour de la maladie, 6e du traitement. — Action favorable du phosphore.

La femme Guéret, vieille et décrépite, habitant la petite ville de Charroux, examinée le 4e jour de la maladie, présentait l'état suivant :

Mouvement fébrile intense; pouls à 110; toux fatigante, convulsive avec vomissement; expectoration de crachats blancs; souffle et râle crépitant fin au sommet du poumon gauche. *Bryonia* 12e toutes les deux heures; diète.

5e jour. — Un peu mieux; pouls à 100; un peu de sueurs; râle sous-crépitant mêlé au souffle. *Bryonia.*

6e jour. — La nuit a été très-mauvaise; grande fièvre; pouls à 125. *Phosphorus* 12e toutes les deux heures.

Le soir. — La malade va un peu mieux; la peau est chaude; le pouls à 105.

7e jour. — Sentiment de bien-être; le pouls est encore à 105. *Bryonia.*

8e jour. — Nouvelle reprise de la fièvre et du malaise; un peu de délire dans la journée; on revient à *phosphorus;* le mouvement fébrile tombe tout à fait le 9e jour, et la convalescence marche sans accidents.

4e Observation.

Pneumonie de la moitié inférieure du poumon droit. — Commencement d'amélioration le 4e jour du traitement, 7e de la maladie. — Le 9e jour, cessation du mouvement fébrile, résolution de l'hépatisation.

Un homme de cinquante-six ans fut pris de frisson le 6 avril. Le 4e jour de la maladie; il présentait l'état suivant : mouvement fébrile modéré, pouls à 92, grand et rebondissant; agitation; point de côté;

toux humide ; expectoration caractéristique ; souffle dans la partie inférieure du poumon droit, râle crépitant fin par la toux. *Bryonia* 12ᵉ
toutes les deux heures ; diète.

Le 5ᵉ *jour* et le 6ᵉ furent mauvais ; beaucoup d'agitation ; point de
côté violent. Cependant le pouls ne dépasse pas 100 pulsations. L'hépatisation ne s'étend point. *Phosphor.* 12ᵉ fut donné pendant douze
heures. Il agite beaucoup le malade, on revient à *bryonia* 12ᵉ.

Le 7ᵉ *jour*. — Crise incomplète par la sueur ; pouls encore à 88.

Le 9ᵉ *jour*. — Solution. Cessation du mouvement fébrile ; résolution de l'hépatisation. *Sulfur* 12ᵉ, qui avait été donné le matin du
9ᵉ jour, avait beaucoup excité la toux, et on était revenu à *bryonia* 12ᵉ.

5ᵉ Observation.

*Pneumonie grave du sommet. — Point de côté excessivement doulou-
reux. — Insuffisance d'arnica et* bryonia *alternés. —* Phosphorus
et bryonia *réussissent mieux. — Diminution de la fréquence du
pouls le 4ᵉ jour du traitement, 7ᵉ de la maladie. — Amélioration
notable seulement le 6ᵉ jour du traitement et le 9ᵉ jour de la
maladie. — Résolution complète le 14ᵉ jour.*

Haynet, âgée de trente-huit ans, entrée à l'hôpital Beaujon le 13
mai, fut couchée au nº 66 de la salle Sainte-Claire. Cette femme
avait été prise, le 10 mai, d'un frisson avec toux et un très-violent
point de côté.

13 mai, 4ᵉ *jour*. — Mouvement fébrile intense ; pouls mou, petit,
très-fréquent, à 120 ; douleur de côté occupant tout le côté gauche,
augmentant par l'application de l'oreille, et rendant l'auscultation presque impossible ; crachats rouillés. *Bryonia* 12ᵉ. Diète.

14 *mai*, 5ᵉ *jour*. — Même état. On constate du souffle, du râle
crépitant fin et de la bronchophonie dans la fosse sus-épineuse du
côté gauche. *Arnica* 12ᵉ et *bryonia* 12ᵉ, l'un le jour, l'autre la
nuit.

15 *mai*, 6ᵉ *jour*. — Même mouvement fébrile, même état local. La
nuit a été très-agitée ; la face est rouge, la toux fatigante, l'expectoration abondante, rouillée et spumeuse. Même traitement.

16 *mai*, 7ᵉ *jour*. — Le pouls est tombé à 112. Du reste, même état

de souffrance, aucun signe de résolution. *Bryonia* le jour, *phosphor.* 12ᵉ la nuit.

17 *mai*, 8ᵉ *jour*. — Légère amélioration de tous les symptômes. *Même traitement.*

18 *mai*, 9ᵉ *jour*. — Amélioration des symptômes généraux ; pouls au-dessous de 100 ; un peu de sueur ; les crachats deviennent muqueux ; toujours du souffle dans la fosse sus-épineuse.

14ᵉ *jour*. — Les symptômes ont diminué graduellement. Le 12ᵉ jour, des râles humides se sont mêlés au souffle. Le 14ᵉ jour il n'y avait plus ni fièvre, ni signe sthétoscopique. Le *phosphore* et la *bryone* ont été continués jusqu'à ce jour.

Ce cas a résisté au traitement plus qu'à l'ordinaire. Le premier jour critique (le 7ᵉ de la maladie) s'est passé sans qu'on ait pu constater une amélioration notable ; peut-être cette lenteur inaccoutumée dans l'action du traitement doit-elle être attribuée à l'administration de l'*arnica*.

6ᵉ Observation.

Pneumonie traitée seulement le 12ᵉ jour. — Crise par les sueurs et guérison le 14ᵉ jour, 3ᵉ du traitement. — Pendant la convalescence, pleurésie suivie de mort.

Blique, âgé de quarante-sept ans, entré à l'hôpital Beaujon le 19 mai 1856, couché au n° 28, salle Saint-François.

Le 8 mai, cet homme fut pris de frisson, puis de fièvre avec toux et point de côté, expectoration difficile qui, au bout de quelques jours, devint sanguinolente.

Resté chez lui, au lit et à la tisane, son état s'aggravait tous les jours ; fièvre avec angoisse et agitation, insomnie complète, sueurs incomplètes, crachats très-sanguinolents, douleurs de côté. Entré après la visite, il ne fut pas examiné par nous, il prit immédiatement *bryonia* et *phosphorus*.

20 *mai*, 13ᵉ *jour*. — Dès cette nuit il s'est trouvé mieux et a pu dormir. Le mouvement fébrile est encore intense ; pouls grand et mou

à 92 ; crachats rouillés mêlés de crachats muqueux ; point de côté à droite ; matité complète des 2/3 inférieurs du poumon droit ; râle crépitant fin, tout à fait en bas ; râle crépitant plus gros et mêlé de souffle en haut. *Bryonia* et *phosphorus*.

21 *mai*, 14ᵉ *jour*. — Sueurs très-abondantes hier ; sommeil cette nuit ; aujourd'hui pouls grand et fort, à 66 seulement ; souffle et râle crépitant ; encore quelques crachats rouillés. *Bryonia* et *phosphorus*.

22 *mai*. — Pouls à 60. Bouillon. Encore un peu de souffle, crachats non sanguinolents, convalescence.

Huit jours après sa convalescence, ce malade a passé toute la journée au jardin. Le lendemain, fièvre avec pouls à 120 ; toux ; bruit de taffetas à droite. Les jours suivants, la fièvre continue ; l'amaigrissement devient énorme ; l'auscultation ne fournit aucun signe ; je ne pus voir le malade le dernier jour. Il mourut le 2 *juin*, 4ᵉ *jour* de la pleurésie.

Autopsie. — Poumons sains, le droit un peu engoué ; pas de traces d'hépatisation ; pleurésie pseudo-membraneuse sans épanchement du côté droit.

7ᵉ OBSERVATION.

Pneumonie du sommet, bronchite, diarrhée. — Action favorable du phosphore. — Guérison le 9ᵉ jour.

Pallu, âgé de trente-deux ans, cultivateur, fut pris le 8 janvier 1855 d'un mouvement fébrile avec toux, point de côté et saignement de nez.

3ᵉ *jour*. — Mouvement fébrile modéré, 90 pulsations ; souffle au sommet du poumon droit ; râles sous-crépitant et ronflant dans le reste du poumon ; râles sibilants à gauche ; expectoration muqueuse très-abondante ; diarrhée. Le malade a pris *bryonia* la veille ; elle fut continuée ce jour et le lendemain.

6ᵉ *jour*. — La fièvre a augmenté. La face est rouge, les crachats plus visqueux. *Phosphorus* 12ᵉ.

9ᵉ *jour*. — Cessation de la fièvre, cessation du souffle ; râle de retour. Convalescence rapide.

BIBLIOTHÈQUE IMPÉRIALE IMPR.

2

8ᵉ Observation.

Pneumonie. — Amélioration notable le 3ᵉ jour du traitement, 4ᵉ de la maladie. — Cette amélioration devient définitive le lendemain. — Résolution complète le 7ᵉ jour de la maladie. Bryone 12ᵉ.

B..., femme maigre et sèche, âgée de cinquante-cinq ans.

La maladie débute le 2 mai par un frisson, de la toux et un point de côté violent.

2ᵉ jour. — Pouls à 100, grand et mou ; point de côté violent, toux grasse, crachats visqueux et sanguinolents, dyspnée. Souffle dans la moitié inférieure du poumon droit. *Bryonia* toutes les deux heures ; diète.

3ᵉ jour. — Pouls à 90, tendance à la sueur. *Bryonia* toutes les heures.

4ᵉ jour. — Nuit agitée ; anxiété suivie d'une sueur profuse, mais le matin rémission complète ; le pouls tombe à 78.

La malade est indocile ; elle laisse le traitement et prend de la soupe.

Le soir. — Retour de la fièvre ; pouls à 100 ; point de côté violent. *Bryonia* 12ᵉ toutes les heures.

5ᵉ jour. — Les sueurs sont revenues ; sentiment de mieux ; pouls à 90 ; râle de retour mêlé au souffle.

Le soir. — Le pouls tombe à 85. *Bryonia* est continué.

6ᵉ jour. — Pouls à 78 ; sentiment de mieux.

Le soir. — Sueur énorme.

7ᵉ jour. — Pouls à 65 ; appétit ; le souffle a entièrement disparu ; râles humides.

9ᵉ Observation.

Pneumonie envahissante, sueurs critiques. — Guérison. Bryonia et phosphorus 12ᵉ. — Amélioration le 3ᵉ jour, 4ᵉ de la maladie. — Cette amélioration devient définitive le soir du 6ᵉ jour.

Brun, âgé de trente ans, maigre, sec, ayant l'aspect d'un phthisique. Début de la maladie le 18 février par un frisson, le point de côté, la toux et un crachement de sang pur.

2ᵉ jour. — Le matin, je trouve le malade levé, maigre et pâle ; pouls peu développé à 100 ; toux et expectoration de sang presque pur. Souffle et râle crépitant fin dans les 2/3 inférieurs du poumon droit. *Bryonia* 12ᵉ toutes les deux heures ; diète.

Le soir. — Sueur générale et diminution du point de côté.

3ᵉ jour. — La sueur continue, le pouls est à 92. On continue *bryonia* le jour, *phosphorus* 12ᵉ pour la nuit.

4ᵉ jour. — *La nuit a été très-agitée*, grande anxiété, puis vers le matin sueurs considérables et amélioration, pouls à 88.

Soir. — Le mouvement fébrile a repris, le pouls est à 104, grand et développé ; le souffle s'étend dans le tiers supérieur du poumon ; en bas, râle de retour ; toux incessante, expectoration difficile ; langue sèche. *Phosphorus* pour la nuit.

5ᵉ jour. — Sueurs et amélioration ; le matin pouls à 88.

6ᵉ jour. — La nuit s'annonce mal, le point de côté augmente, mais des sueurs plus abondantes que jamais s'établissent, le pouls tombe à 72, le malade se sent guéri et demande à manger ; on continue *phosphorus ;* la fièvre ne revient pas et les signes sthétoscopiques disparaissent les jours suivants.

10ᵉ Observation.

Pneumonie d'ivrogne. — Épistaxis le 4ᵉ jour. — Guérison le 5ᵉ jour, 3ᵉ jour du traitement.

Gayé, âgé de quarante ans, garçon meunier, est un homme fort, vigoureux, sanguin et adonné à l'ivrognerie.

Le 4 janvier. — Ivresse d'eau-de-vie. Le 5, début de la maladie : frisson, point de côté, toux, expectoration sanguinolente.

3ᵉ jour. — Le pouls est à 88, grand et mou ; la face est colorée ; point de côté ; toux humide, expectoration caractéristique ; souffle et râle crépitant fin dans les 2/3 inférieurs du poumon droit. *Nux vomica* 6ᵉ, puis *bryonia* 12ᵉ toutes les 2 heures.

4ᵉ jour. — Un peu d'amélioration ; le soir grande agitation, épistaxis abondante, puis sentiment de mieux ; le lendemain, apyrexie ; pas de souffle, râles humides.

Dans la convalescence le malade fut pris d'une pleurésie qui guérit par *cantharis* 6ᵉ.

Nous allons maintenant donner une analyse très-sommaire des 38 observations contenues dans le livre de J.-P. Tessier, sur le traitement de la pneumonie par la méthode de Hahnemann. Cette analyse fera surtout ressortir la marche et la durée de la maladie. *Bryonia* et *phosphorus* 12ᵉ ont toujours constitué la base du traitement.

Pour faciliter notre résumé, nous donnons à ces observations des numéros d'ordre en rapport avec les observations précédentes :

11ᵉ OBSERVATION.

Pneumonie dans le cours d'une grippe.

Vingt-trois ans. — Traitement commencé le 4ᵉ jour. Amélioration du mouvement fébrile le 5ᵉ jour de la maladie, 2ᵉ du traitement. Résolution complète le 11ᵉ jour de la maladie, 8ᵉ du traitement.

12ᵉ OBSERVATION.

Pneumonie dans le cours d'une grippe.

Trente-six ans. — Traitement commencé le 7ᵉ jour. Amélioration le 10ᵉ jour, 4ᵉ du traitement. Résolution complète le 16ᵉ jour de la maladie, 10ᵉ du traitement.

13ᵉ OBSERVATION.

Pneumonie de la base du poumon gauche.

Vingt-huit ans. — Traitement commencé le 4ᵉ jour. Amélioration le 7ᵉ jour de la maladie, 4ᵉ du traitement. Résolution complète le lendemain.

14ᵉ OBSERVATION.

Pneumonie du sommet droit.

Trente-six ans. — Traitement commencé le 9ᵉ jour de la maladie.— Apyrexie le 11ᵉ jour, 3ᵉ du traitement. Résolution complète le 17ᵉ jour, 9ᵉ du traitement.

15ᵉ Observation.

Pneumonie double.

Quatorze ans. — Traitement commencé le 2ᵉ jour. Amélioration le 5ᵉ jour, 4ᵉ du traitement. Résolution le 10ᵉ jour, 9ᵉ du traitement.

16ᵉ Observation.

Pneumonie du sommet gauche.

Dix-huit ans. — Saigné chez lui le 3ᵉ jour ; traitement homœopathique commencé le 5ᵉ jour. Apyrexie et épistaxis le 7ᵉ jour. Résolution complète le 10ᵉ jour, après cinq jours de traitement.

17ᵉ Observation.

Pneumonie du côté droit.

Dix-huit ans. — Traitement commencé le 6ᵉ jour. Amélioration le 8ᵉ jour, sueur critique. Résolution et apyrexie le lendemain.

18ᵉ Observation.

Pneumonie du côté gauche.

Cinquante-trois ans. — Traitement commencé le 9ᵉ jour. Le 11ᵉ jour, apyrexie, sueur critique ; la résolution de l'hépatisation, commencée le même jour, n'est complète que le 20ᵉ jour.

19ᵉ Observation.

Pneumonie à gauche.

Cinquante-neuf ans.—Traitement commencé le 1ᵉʳ jour.—Amélioration et sueur le 3ᵉ jour. Le 6ᵉ jour guérison complète.

20ᵉ Observation.

Pneumonie à gauche.

Quarante ans. — Traitement commencé le 4ᵉ jour. 5ᵉ jour, résolution de l'hépatisation et métastase sur le cerveau. (Affusion froide et musc.) Guérison le 9° jour.

21ᵉ Observation.

Pneumonie à gauche suivie de phthisie aiguë.

Soixante-un ans. — Traitement commencé le 9ᵉ jour. Le 12ᵉ jour sueur critique. — Apyrexie et résolution de l'hépatisation. (Après deux semaines de convalescence, phthisie terminée par la mort après trois mois de durée.)

22ᵉ Observation.

Pneumonie à gauche.

Soixante-sept ans. — Traitement commencé le 1ᵉʳ jour. — Amélioration le 4ᵉ jour. Apyrexie le 6ᵉ jour. L'hépatisation entre en résolution. — Imprudence et rechute le 8ᵉ jour. — Apyrexie le 11ᵉ jour. — Nouvel accès fébrile le 13ᵉ jour. Guérison définitive le 14ᵉ jour.

23ᵉ Observation.

Pneumonie à droite.

Quarante-sept ans. — Traitement commencé le 4ᵉ jour au soir. Amélioration le 7ᵉ jour. — Apyrexie et résolution commencée de l'hépatisation le 9ᵉ jour. — Disparition complète du souffle le 16ᵉ jour.

24ᵉ Observation.

Pneumonie à droite.

Trente-cinq ans. — Traitement commencé le 7ᵉ jour. Amélioration le 9ᵉ jour. Résolution et apyrexie le 11ᵉ jour.

25ᵉ Observation.

Pneumonie à droite.

Quarante-huit ans. — Diminution du mouvement fébrile et commencement de résolution le 4ᵉ jour, 3ᵉ du traitement. — Apyrexie le 6ᵉ jour. — Résolution complète le 9ᵉ jour de la maladie.

26ᵉ Observation.

Pneumonie à droite.

Trente-trois ans. — Diminution du mouvement fébrile, sueur et commencement de résolution le 7ᵉ jour, 3ᵉ du traitement. — Apyrexie le 9ᵉ jour et résolution de l'hépatisation.

27ᵉ Observation.

Pneumonie double.

Trente-deux ans. — Amélioration le 5ᵉ jour, 4ᵉ du traitement. — Apyrexie le 6ᵉ jour. — Résolution le 8ᵉ jour.

28ᵉ Observation.

Pneumonie du sommet gauche.

Vingt-neuf ans. — Grande diminution de la fièvre, sueur et apyrexie le 6ᵉ jour, 3ᵉ du traitement. — Résolution complète le 9ᵉ jour.

29ᵉ Observation.

Pneumonie à droite.

Trente-cinq ans. — Amélioration le 7ᵉ jour, 3ᵉ jour du traitement. — Apyrexie et résolution commençante le lendemain. Guérison complète le 11ᵉ jour.

30ᵉ Observation.

Pneumonie du côté gauche.

Trente-cinq ans. — Amélioration le 4ᵉ jour de la maladie, 3ᵉ du traitement. — Apyrexie et résolution commencée le 7ᵉ jour. — Résolution complète les jours suivants.

31ᵉ Observation.

Pneumonie double.

Cinquante-un ans. — Apyrexie le 9ᵉ jour de la maladie, 3ᵉ du traitement. — Résolution de l'hépatisation du 11ᵉ au 12ᵉ jour.

32ᵉ Observation.

Pneumonie à droite.

Trente-cinq ans. — Diminution du mouvement fébrile et commencement de résolution le 10ᵉ jour de la maladie, 3ᵉ du traitement. — Apyrexie le 11ᵉ jour. — Résolution complète le 14ᵉ jour.

33ᵉ Observation.

Pneumonie du côté gauche.

Vingt-six ans. — Amélioration et sueur le 6ᵉ jour de la maladie, 3ᵉ du traitement. — Commencement de résolution le lendemain. — Apyrexie le 9ᵉ jour. — Résolution complète les jours suivants.

34ᵉ Observation.

Pneumonie du côté droit.

Quarante-deux ans. — Amélioration et commencement de résolution le 8ᵉ jour (?), 3ᵉ du traitement. — Apyrexie le 12ᵉ jour. — Résolution complète le 17ᵉ jour.

35ᵉ Observation.

Pneumonie du côté droit.

Trente-six ans. — Amélioration du mouvement fébrile et commencement de résolution le 6ᵉ jour, 4ᵉ du traitement. — Apyrexie le lendemain. — Résolution complète les jours suivants.

36ᵉ Observation.

Pneumonie à gauche.

Quarante-trois ans. — Diminution du mouvement fébrile et commencement de résolution le 5ᵉ jour de la maladie, 3ᵉ du traitement. — Apyrexie le lendemain. — Résolution complète de l'hépatisation le 8ᵉ jour.

37ᵉ OBSERVATION.

Pneumonie double.

Soixante-neuf ans. — Amélioration du mouvement fébrile le 3ᵉ jour de la maladie, 2ᵉ du traitement. — Apyrexie le lendemain.— Résolution complète de l'hépatisation les jours suivants.

38ᵉ OBSERVATION.

Pneumonie du côté droit.

Quarante-quatre ans. — Apyrexie et commencement de résolution le 7ᵉ jour de la maladie, 3ᵉ du traitement. — Résolution complète le 9ᵉ jour.

39ᵉ OBSERVATION.

Pneumonie du côté gauche.

Seize ans. — Apyrexie et commencement de résolution le 8ᵉ jour de la maladie, 3ᵉ du traitement. — Résolution complète le surlendemain.

40ᵉ OBSERVATION.

Pneumonie du côté droit.

Soixante ans. — Amélioration et sueurs le 7ᵉ jour de la maladie, 4ᵉ du traitement. — Apyrexie complète le 13ᵉ jour. — Résolution les jours suivants.

41ᵉ OBSERVATION.

Pneumonie du côté droit.

Trente-trois ans. — Commencement de résolution et diminution de la fièvre le 3ᵉ jour du traitement, 11ᵉ de la maladie. — Apyrexie le lendemain. — Disparition complète du souffle le 14ᵉ jour.

42ᵉ OBSERVATION.

Pneumonie du côté droit.

Soixante-douze ans. — Amélioration seulement le 4ᵉ jour du traitement, 11ᵉ de la maladie. — Résolution et apyrexie le 14ᵉ jour.

43ᵉ Observation.

Pneumonie du côté gauche.

Soixante-dix ans. — Sueurs critiques le soir du 7ᵉ jour, 2ᵉ du traitement. — Apyrexie le lendemain. — Résolution le 10ᵉ jour.

44ᵉ Observation.

Pneumonie du côté droit.

Vingt-cinq ans. — Amélioration seulement le 4ᵉ jour du traitement, 9ᵉ de la maladie. — Apyrexie le lendemain. — Disparition du souffle le 14ᵉ jour.

45ᵉ Observation.

Pneumonie à droite.

Cinquante-neuf ans. — Commencement de résolution le 3ᵉ jour du traitement, 9ᵉ de la maladie. — Apyrexie le lendemain. — La résolution complète se fait attendre jusqu'au 26ᵉ jour.

46ᵉ Observation.

Pneumonie droite.

Vingt-sept ans. — Commencement de résolution et sueurs le 3ᵉ jour du traitement, 7ᵉ de la maladie. — Apyrexie le lendemain. — Disparition du souffle le 10ᵉ jour.

47ᵉ Observation.

Pneumonie gauche.

Trente-six ans. — Apyrexie le 3ᵉ jour du traitement, 7ᵉ de la maladie. — Résolution complète le 9ᵉ jour.

48ᵉ Observation.

Pneumonie traumatique à gauche.

Quarante-trois ans. — Commencement de résolution le 5ᵉ jour du traitement, 6e de la maladie. — Rechute le 7e jour. — Apyrexie et disparition du souffle le 9e jour.

RÉSUMÉ

Observations.	Époque à laquelle le traitement a été commencé.	Amélioration.		Résolution.	
		Jour de la maladie.	Jour du traitement.	Jour de la maladie.	Jour du traitement.
1...	2...	4...	3...	7...	6
2...	5...	7...	3...	11...	7
3...	4...	7...	4...	9...	6
4...	4...	7...	4...	9...	6
5...	4...	9...	6...	14...	11
6...	12...	14...	3...	14...	3
7...	3...	9...	7...	9...	7
8...	2...	4...	3...	7...	6
9...	2...	4...	3...	7 à 9...	6 à 8
10...	3...	5...	3..	5 ..	3
11...	4...	5...	2...	11...	8
12...	7...	10...	4...	16...	10
13...	4...	7...	4...	8...	5
14...	9...	11...	3...	17...	9
15...	2...	5...	4...	10...	9
16...	5...	7...	3...	10...	5
17...	6...	8...	3...	10...	5
18...	9...	11...	3...	20...	12
19...	1...	3...	3...	6...	6
20...	4...	5...	2...	9...	4
21...	9...	12...	4...	12...	4
22...	1...	4...	4...	14...	14
23...	4...	7...	4...	16...	13
24...	7...	9...	3...	11...	5
25...	2...	4...	3...	9...	8
26...	5...	7...	3...	9...	5
27...	2...	5...	4...	8...	7
28...	4...	6...	3...	9...	6
29...	5...	7...	3...	11...	7
30...	2...	4...	3...	7 à 9...	6 à 8
31...	7...	9...	3...	11 à 12...	5 à 6
32...	8...	10...	3...	14...	7.
33...	4...	6...	3...	9 à 11...	6 à 8

Observations.	Époque à laquelle le traitement a été commencé.	Amélioration.		Résolution.	
		Jour de la maladie.	Jour du traitement.	Jour de la maladie.	Jour du traitement.
34...	6...	8...	3...	17...	12
35...	3...	6...	4...	7 à 9...	5 à 7
36...	3,..	5...	3...	8...	6
37...	2...	3...	2...	5 à 7...	4 à 6
38...	5...	7...	3...	9...	5
39...	6...	8...	3...	10...	5
40...	4...	7...	4... 13 à 15...	10 à 12
41...	9...	11...	3...	14...	6
42...	8...	11...	4...	14...	7
43...	6...	7...	2...	10...	5
44...	6...	9...	4...	14...	9
45...	7...	9...	3...	26...	20
46...	5...	-7...	3...	10...	6
47...	5...	7...	3...	9...	5
48...	2...	6...	5 ..	9...	8

En résumant ce tableau, on trouve que, sur 48 cas de pneumonie traités par la méthode homœopathique, 45 fois la décroissance du mouvement fébrile et le commencement de la résolution sont survenus dans les quatre premiers jours du traitement (4 fois le 2e jour, 28 fois le 3e jour et 13 fois le 4e jour), et la résolution complète, définitive, de l'hépatisation pulmonaire a eu lieu 37 fois dans les huit premiers jours, 10 fois dans le second septenaire, et une fois seulement le 20e jour du traitement (2 fois le 3e jour, 1 fois le 4e jour, 9 fois le 5e jour, 12 fois le 6e jour, 7 fois le 7e jour, 6 fois le 8e jour, 3 fois le 9e jour, 1 fois le 10e jour, 1 fois le 11e jour, 3 fois le 12e jour, 1 fois le 13e jour, 1 fois le 14e jour, 1 fois le 20e jour).

Il résulte donc de ces recherches que les pneumonies soumises au traitement homœopathique présentent toutes la marche suivante lorsqu'elles se terminent par la guérison :

Du 2ᵉ au 4ᵉ jour du traitement, quelle que soit la période de la maladie à laquelle le traitement ait été commencé, on observe une amélioration considérable du mouvement fébrile et les signes incontestables de la résolution commençante de l'hépatisation.

Du 5ᵉ au 8ᵉ jour de ce traitement, le souffle disparaît complétement, la résolution est entière, et c'est par exception qu'on est obligé de continuer le traitement homœopathique jusqu'au 11ᵉ, 12ᵉ et 14ᵉ jour pour obtenir la résolution complète de l'hépatisation.

Une autre remarque importante ressort du tableau précédent.

Il est d'observation courante que la résolution dans la pneumonie tarde d'autant plus à se faire que le malade est plus âgé et que la maladie était plus avancée quand le traitement a été institué. Les observations que nous venons de reproduire prouvent qu'il n'en est plus ainsi avec le traitement homœopathique, et que la résolution commence aussi bien le 3ᵉ jour du traitement chez un vieillard que chez un jeune homme, chez un malade déjà parvenu au 8ᵉ jour et même au 12ᵉ jour de la maladie et chez celui qui est traité dès le premier jour.

Ainsi l'observation 43 nous offre l'exemple d'un vieillard de 70 ans chez lequel la maladie est restée sans traitement jusqu'au 6ᵉ jour, et cependant la résolution était complète le 10ᵉ jour de la maladie après 4 jours de traitement homœopathique. Dans l'observation 42ᵉ, c'est un vieillard de 72 ans traité seulement le 8ᵉ jour de sa maladie, et cependant la résolution était complète le 14ᵉ jour après 7 jours de traitement. Les numéros 37, 21 et 3 de notre tableau offrent des exemples analogues. Dans l'observation 6ᵉ, le traitement fut commencé le **12ᵉ** jour seulement, et la résolution complète était obtenue le 14ᵉ jour, 3ᵉ de traitement.

III

Nous voudrions maintenant, prenant une série de pneumonies traitées par l'expectation, comparer, jour par jour, la marche de ces pneumonies avec celles traitées par l'homœopathie ; mais ces documents nous font complétement défaut. A l'exception des *cinq* observations de Legendre, qui ne peuvent entrer en ligne parce qu'elles se rapportent à la question de l'expectation dans la pneumonie chez les enfants, et des *sept* observations de M. Marotte qui doivent être rejetées parce que ce sont des observations triées et choisies, nous ne connaissons pas de séries d'observation de pneumonies traitées par l'expectation. Nous sommes donc obligés de nous en rapporter, sur ce point important, aux chiffres produits par les médecins allemands et aux assertions de M. le Dʳ Bourgeois (d'Étampes), assertions acceptées et rééditées par M. le Dʳ Trousseau. Voici comment ce professeur s'exprime dans sa *Clinique :*

« Selon M. le Dʳ Bourgeois (d'Étampes), qui depuis vingt-cinq ans s'abstient de toute médication énergique dans le traitement de la pneumonie, et qui a publié une note à ce sujet dans l'*Union médicale* {nᵒ du 3 janvier 1860] (1), au *huitième* jour, dans les cas heureux, une tendance marquée à la diminution de tous les symptômes se prononce. Les crachats sont moins foncés, mais visqueux ; la respi-

---

(1) Nous nous sommes reportés à cette note, et là nous avons pu nous convaincre que l'*expectation* de M. Bourgeois comportait parfaitement le tartre stibié à haute dose, les vésicatoires volants, les purgatifs. Et voilà comment on écrit l'histoire !

ration un peu moins gênée ; il n'y a plus de point de côté ; l'enduit saburral de la langue a diminué d'épaisseur. Le sommeil revient ; vers la fin de ce jour, l'assoupissement cesse, et le malade éprouve un commencement du besoin de réparation.

« Le neuvième jour, l'amélioration est presque constante ; la toux est, il est vrai, plus fréquente, mais plus grasse ; les crachats, plutôt albumineux que gélatiformes, sont presque toujours décolorés ; le point de côté a complétement disparu, bien que quelquefois il revienne encore dans de fortes quintes de toux ou dans de grandes inspirations ; la langue est nettoyée ; l'appétit est prononcé ; les urines, ardentes et sécrétées en petite quantité pendant la période aiguë de la pneumonie, sont redevenues abondantes et à peu près normales, sans dépôt ni même de trouble, qui, lorsqu'ils ont lieu, ne se montrent guère que pendant la convalescence (1); en un mot, l'appareil symptomatique du mal s'efface, *bien que les signes physiques persistent encore dans leur plénitude.*

« Le dixième jour, le malade entre en pleine convalescence. Enfin, si rien n'entrave la marche du rétablissement, à la fin du deuxième septénaire, il peut commencer à reprendre ses occupations, quand elles ne sont pas trop fatigantes. Pourtant, si l'on ausculte alors, on retrouve encore et la matité et le râle crépitant qui avait repris à son tour la place du souffle tubaire, mais râle crépitant, ou, pour mieux dire, sous-crépitant humide, *râle de retour*, comme on l'appelle, et qui annonce en effet le retour de l'air dans les vésicules pulmonaires, d'où l'hépatisation l'avait chassé. *Plusieurs semaines* seront encore nécessaires pour que ces signes d'engorgement du poumon disparaissent complétement. » (*Clinique médicale*, t. 1, p. 601.)

Tout ce qu'on peut conclure de ce passage, dans lequel l'obscurité du style le dispute à l'incohérence des idées et à

---

(1) Cette assertion est complétement fausse et suffirait à elle seule pour démontrer que ce tableau de la guérison naturelle de la pneumonie est de pure fantaisie. Dans le service de Martin-Solon à l'Hôtel-Dieu, nous examinions chaque jour les urines des malades atteints de pneumonies, et habituellement nous constations un dépôt critique le 7e ou le 9e jour chez les malades qui guérissaient. (Voir notre travail *Des crises et des jours critiques dans la pneumonie. (Journ. des conn. médic. chir.*, août 1848.)

l'absence d'observations véritables, c'est que les pneumonies traitées par l'expectation (doublée de tartre stibié, de vésicatoires et de purgatifs) commencent à entrer en résolution après le 10ᵉ jour (puisque « le 9ᵉ *les signes physiques persistent encore dans leur plénitude*), » et que la résolution complète n'a souvent lieu que plusieurs semaines après les deux septenaires dont on nous a donné l'histoire fantastique ; c'est-à-dire, en comptant au plus bas, vingt-huit jours après le début de la pneumonie.

Ajoutons, pour être juste, que M. Trousseau n'est pas pour l'expectation dans le traitement de la pneumonie. Sans doute il est effrayé, comme nous, d'une méthode qui, dans ses résultats avoués, peut donner trente et un morts sur cent malades, et qui, dans les *cas heureux*, a besoin d'un minimum de vingt-huit jours pour arriver à parfaite guérison.

Les documents que nous venons de reproduire et les observations cliniques qui les accompagnent démontrent donc d'une manière irréfragable que l'expectation et les médicaments homœopathiques ont une action toute différente dans le traitement de la pneumonie.

Avec l'*expectation*, la première amélioration dans la maladie ne se montre pas avant le 8ᵉ jour ; la résolution commence après le 10ᵉ et se termine *le plus souvent* le 28ᵉ jour.

Avec le *traitement homœopathique*, l'amélioration commence toujours le 3ᵉ ou le 4ᵉ jour du traitement (c'est-à-dire trente fois sur quarante-huit cas avant le 8ᵉ jour de la maladie. — Voir le tableau) ; et la résolution complète de l'hépatisation est habituellement obtenue après huit jours de traitement (c'est-à-dire quarante-quatre fois sur quarante-huit cas dans les deux premiers septenaires de la maladie.

Ce dernier résultat, surtout, est remarquable ; mais l'un et l'autre démontrent l'action des médicaments homœopathiques dans le traitement de la pneumonie. Nous pourrions ajouter que, dans la série de pneumonies traitées à l'hôpital Sainte-Marguerite par J.-P. Tessier, ce médecin n'a eu, à bien compter, qu'un mort sur trente-neuf malades; ce qui donne une mortalité moindre de 3 p. 100 dans la pneumonie, résultat qui dépasse de beaucoup les plus beaux succès de l'expectation. Mais, nous le répétons, nous croyons que les documents statistiques que nous possédons sont insuffisants pour qu'on puisse juger la question par cette méthode; c'est pourquoi nous avons préféré démontrer directement l'action des doses homœopathiques sur la marche de la pneumonie.

IV

Jetons maintenant un regard d'ensemble sur la discussion, et récapitulons les objections successivement opposées à la guérison de la pneumonie par l'homœopathie.

La première objection, et la moins réfléchie, a été celle qui supposait une erreur de diagnostic. On disait que les malades guéris à l'hôpital Sainte-Marguerite n'étaient point atteints de pneumonie, mais de bronchite capillaire.

Cette objection, presque aussitôt abandonnée que formulée, a cependant son importance historique, et c'est pour cela que nous la rappelons. Elle prouve mieux que tout ce que nous pourrions dire à quel degré les médecins des hôpitaux étaient convaincus de l'impossibilité de guérir la pneumonie sans un traitement énergique. Qu'on était loin de l'expectation alors! Comme aujourd'hui, on ne voulait à aucun prix admettre l'action des globules. Plutôt nier mille fois et l'observation et la médecine que d'accepter une thérapeutique aussi invraisemblable. Aux observations de pneumonies guéries par l'homœopathie, il

fallait répondre quelque chose, et comme la croyance
à la valeur de l'expectation n'était pas encore entrée
dans les esprits, on commença par nier que les malades traités à Sainte-Marguerite fussent atteints de pneumonie. C'était tout simplement absurde, mais c'était une
réponse; on gagnait ainsi du temps, et on arrivait enfin à
formuler l'objection beaucoup plus sérieuse tirée de la tendance qu'auraient la plupart des pneumonies à guérir sans
traitement.

Nous avons vu quels efforts avaient été tentés pour asseoir
cette objection sur des observations cliniques ; nous avons
dit aussi qu'un succès apparent avait couronné ces efforts à
leur début. Un artifice de statistique avait réduit la mortalité
à 7 p. 100 dans la pneumonie traitée par l'expectation. C'était
là un véritable triomphe pour les adversaires de l'homœopathie. Mais ce triomphe a duré *ce que durent les roses*, et la
mortalité de 31 p. 100, jointe à la défaveur qui, à l'école de
Vienne, commence à se faire autour des chefs du scepticisme,
est un signe certain que le règne des *essais coupables*
touche à sa fin. Nous ne croyons pas que le sentiment public
permette jamais qu'on renouvelle en France de semblables
expérimentations ; et nous pouvons dire, après les homicides
par omission (1) des Dielt, Schmidt, Bordes et autres, ce que
la tradition médicale disait avant : « La pneumonie est une
maladie qui se termine souvent par la mort. »
Pour tout lecteur non prévenu, cette fantasmagorie de la
guérison habituelle de la pneumonie par les seuls efforts de
la nature doit être complétement évanouie. Reste maintenant

---

(1) Il ne faut pas croire que dans les expérimentations des médecins
allemands il s'agisse d'un petit nombre de malades et d'un petit nombre de
morts. Dans le résumé rapporté par la *Gazette médicale*, il est question de
105 autopsies de pneumonie (dont 92 étaient simples!) dans une seule année.
Quelle hécatombe offerte aux mauvaises passions médicales !

le fait des guérisons très-nombreuses obtenues par les doses infinitésimales ; reste surtout la démonstration clinique de l'action de ces doses sur la marche de la maladie. Nous espérons donc que les médecins de bonne foi tiendront à vérifier une méthode thérapeutique qui se présente à eux avec les garanties d'un travail scientifique très-sérieux et une expérimentation clinique datant déjà d'un grand nombre d'années.

Quant à nos adversaires déclarés, nous n'espérons pas les voir quitter leurs erreurs et leurs préjugés ; ils se sont fait plagiaires et persécuteurs, ils sont pour cela condamnés à rester dans leur voie et à rouler continuellement, contre la vérité thérapeutique, ce rocher des argumentations vaines qui constitue la juste punition de ceux qui s'obstinent dans une erreur évidente. Aussi attendons-nous avec certitude, non leur retour à la vérité thérapeutique, mais l'invention d'un troisième argument contre la guérison de la pneumonie par l'homœopathie.

V

Qu'on nous permette d'ajouter un mot.

Pour avoir voulu vérifier dans une épreuve loyale et publique la valeur d'une thérapeutique nouvelle, J.-P. Tessier a été mis au ban de la médecine officielle, il a vu ses élèves proscrits des concours, et lui-même a été poursuivi pendant toute sa carrière d'une haine que sa mort n'a pu désarmer.

Cependant, que nos adversaires eux-mêmes considèrent quelle a été l'influence considérable exercée sur la thérapeutique moderne par l'initiative courageuse de celui que nous continuons toujours d'appeler notre maître ; qu'ils comparent les traitements violents, universellement conseillés il y a moins de quinze ans dans le traitement de la pneumonie, avec l'abandon général de la saignée et la tendance à l'expectation ou, tout au moins, aux traitements très-anodins acceptés aujourd'hui ; qu'ils tiennent compte surtout de l'aveu du Dr Barthez sur la mortalité produite par ces traitements violents, maintenant délaissés ; et qu'ils disent si la haine, le mépris, les injures, les persécutions et les exclusions de toutes sortes dont ils ont poursuivi J.-P. Tessier, et dont ils poursuivent encore cette école de l'*Art médical*, est une bien juste récompense pour la réforme thérapeutique si laborieusement commencée ?

Cette réforme thérapeutique s'achèvera. A défaut de nous, la logique seule suffirait à faire pour toutes les maladies ce qui a été fait pour la pneumonie ; et désormais toute la question thérapeutique sera entre l'expectation et l'homœopathie (1). Mais l'expectation, c'est la négation de la science, l'abdication du médecin, et J.-P. Tessier l'a dit mieux que nous ne pourrions le dire, dans un passage qui sera la conclusion naturelle de cet article :

« L'objection tirée de l'expectation n'est qu'une tactique indigne d'un esprit scientifique. On ne s'aperçoit pas que cette objection tombe comme une massue sur toutes les méthodes de traitement qu'elle frappe de réprobation. Quoi !

(1) Je lis dans la *Gazette des hôpitaux* (30 août 1862) une communication de M. Hervieux à la *Société médicale des hôpitaux*. Ce médecin rapporte qu'il a reçu dans son service une femme atteinte « d'infection purulente, suite de phlébite utérine ; » que « plusieurs abcès se sont formés et ont été ouverts ; » mais que pendant *un mois* on n'a dirigé contre cet état *si grave aucune médication active ;* que, « contre toute prévision, la malade existe encore ; » mais que « le matin même il était survenu un nouveau frisson qui ne lui laissait plus aucun espoir. » Ainsi, voilà une femme qu'on laisse mourir sans secours pour juger de la valeur de l'expectation dans le traitement de *la fièvre puerpérale*. Nous ne croyions pas qu'on en arrivât si tôt à cet oubli complet des premiers devoirs de la profession médicale.

la pneumonie guérit si bien avec de l'eau claire, et vous lui opposerez saignée sur saignée, l'émétique à dose énorme et répétée plusieurs jours, des vésicatoires qui rendront le séjour au lit si pénible, dont le pansement sera chaque jour un nouveau supplice ! Qu'est-ce donc que la médecine, qu'est-ce que l'art, qu'est-ce que la science, sinon la plus cruelle des mystifications? » (J.-P. Tessier, *Recherches cliniques sur la pneumonie et le choléra*, p. 165.)

APPENDICE

Nous reproduisons la traduction suivante, que nous devons à l'obligeance du D' Gallavardin (de Lyon), pour donner une idée de l'état de la science européenne sur la question du traitement de la pneumonie.

Il est inutile d'ajouter que nous n'entendons accepter en aucune façon la responsabilité des opinions nécessairement contradictoires émises dans cette suite d'articles. C'est à titre de simple renseignement que nous les reproduisons.

P. J.

Extrait du journal allemand SCHMIDT'S JAHRBUECHER DER MEDICIN, t. CXIII, 1862, n° 3, p. 337–359.

COMPTE RENDU ANALYTIQUE DES RECHERCHES LES PLUS RÉCENTES SUR LA PNEUMONIE, par le Dr PAUL NIEMEYER (de Magdebourg).

THÉRAPEUTIQUE. (P. 352-59.)

« Huss (1) aborde le chapitre de la thérapeutique en disant que la pneumonie peut, comme toutes les maladies aiguës, guérir par les seules forces de la nature. Il a vu la maladie abandonnée à elle-même guérir à toutes les périodes, même dans les cas les plus défavorables, plusieurs fois après le passage à la suppuration (*abscessbildung*, formation d'abcès, vomiques?) et une fois même qu'il y avait une gangrène circonscrite. En fait de traitement, le médecin doit garder le milieu entre le nihilisme absolu et une thérapeutique trop violente, et conséquemment suivre les principes généraux suivants :

(1) *Traitement des pneumonies et rapports statistiques à ce sujet*, d'après seize ans de pratique à l'hôpital des Séraphins à Stockholm, par le Dr Magnus von Huss, traduit en allemand par le Dr Jos. Anger. Leipzig, 1861. Grand in-8 de 222 pages.

« 1° Dans la première période (congestion), chercher par un traitement approprié à prévenir le développement ultérieur de la maladie, — juguler la pneumonie ;

« 2° Dans l'hépatisation rouge confirmée, si elle est et reste confirmée, qu'il n'y ait pas de complications et que le 5e ou 6e jour ne soit pas dépassé, on peut faire de l'expectation (1) ;

« 3° De même dans l'hépatisation rouge confirmée, quand il y a des signes de résolution commençante ;

« 4° Dans l'hépatisation rouge étendue, par exemple celle d'un lobe ou même davantage, ou lorsqu'une extension plus grande est à craindre, l'art doit intervenir d'une façon en rapport avec l'état du malade ;

« 5° Le passage à l'hépatisation grise doit à tout prix être prévenu ;

« 6° Dans le cas de complications réelles survenues au début ou ultérieurement, l'expectation doit être rejetée ;

« 7° Chez des individus déjà affaiblis, n'importe par quelle cause, de même que chez des malades ayant dépassé

(1) Comparer le § 5, puis demander au Dr Huss un signe certain pour distinguer les hépatisations rouges qui n'ont pas de tendance à passer à l'hépatisation grise, de celles qui ont cette fâcheuse tendance. Quand ce signe sera connu, j'admettrai l'expectation dans la pneumonie caractérisée anatomiquement par l'hépatisation rouge.   P. J.

60 ans, l'expectation doit être rejetée autant que possible. »
(Page 352.)

(Ici le Dr Niemeyer passe en revue les diverses médications que préconise Huss : 1° dans la période de *congestion ;* 2° d'*hépatisation rouge ;* 3° d'*hépatisation grise ;* 4° de *complications aiguës ;* 5° de *complications consécutives.* Huss, suivant les cas, recommande la saignée, les sangsues, le sulfate de soude, le tartre stibié, le calomel, la thérébentine, le camphre, l'opium, etc., etc., agents dont il pose très-minutieusement les indications différentielles. J'ai jugé inutile de traduire ce répertoire de la thérapeutique allopathique suédoise.)

« Oppolzer a publié (in *Spit.-zeitung,* 8, 9, 10, 1859) un rapport d'un véritable intérêt clinique *sur les causes et le traitement de la dyspnée dans la pneumonie.* » Par suite de la diversité des causes de la dyspnée, le traitement dans les cas particuliers est tout à fait différent ; dans quelques cas il peut sauver la vie des malades.

« 1° D'après Oppolzer, la saignée est indiquée : 1° dans la dyspnée qui précède le début de l'exsudation avec symptômes d'accumulation de sang dans les capillaires pulmonaires ; 2° dans les cas où l'exsudation marche très-rapidement, que l'expectoration est copieuse et très-fortement sanguine, que la cyanose est notable et que la dyspnée vient principalement de la diminution rapide de la surface respiratoire.

« D'après la connaissance des lois hémodynamiques, la saignée a pour effet de produire une diminution rapide de la dyspnée et de la cyanose ainsi que de l'expectoration. Si toutefois ces résultats ne sont pas produits, la saignée a pour effet d'amener une diminution dans la masse du sang, si bien que l'infiltration marche plus lentement et que l'étendue de la surface respiratoire diminue moins.

« 2° Dans l'*hépatisation très-étendue*, quand même l'exsudation marche lentement, la dyspnée résulte de l'insuffisance de la respiration dans les parties saines des poumons. Dans l'impossibilité d'obtenir une résolution complète, il faut employer une thérapeutique palliative : on diminue la sensation de dyspnée par des narcotiques, excepté dans le cas où il y aurait des symptômes d'hypérémie cérébrale.

« 3° La dyspnée, suite de douleurs pleurétiques, est calmée de la manière la plus sûre par des sangsues appliquées *loco dolenti*, surtout quand ces douleurs augmentent par la pression. On doit favoriser l'écoulement sanguin provenant de la piqûre des sangsues par des applications chaudes (un double de toile trempé dans de l'eau chaude et recouvert de gutta-percha). Il faut en même temps donner de l'opium.

« 4° Dans la dyspnée qui survient pendant la période de décroissance, quand la résolution de l'exsudat marche rapidement et que l'exsudation s'accumule dans les bronches, il ne faut pas hésiter, pour favoriser l'expectoration, d'administrer l'émétique, et cela en associant le tartre stibié à l'ipéca en poudre, attendu que le tartre stibié donné en solution produit très-souvent une diarrhée colliquative au lieu d'amener le vomissement. Comme il s'agit ici d'une indication capitale, les contre-indications secondaires des vomitifs doivent être laissées de côté, hormis le cas où il y aurait une attaque d'apoplexie ayant précédé de très-peu les accidents, existence d'un anévrisme volumineux, ou bien celle d'un cancer étendu ou d'un ulcère de l'estomac.

.   .   .   .

« 7° Si, durant la période d'augment de la pneumonie, il survient une chute rapide des forces nerveuses, lorsqu'en particulier la moelle allongée est affectée et qu'il se manifeste de l'hypérémie passive avec hypostase et œdème pulmonaire, qu'il y a imminence d'épanchement séreux dans les ventricules cérébraux avec coma, alors la quinine a une influence notable sur la régularité de la circulation et de la respiration aussi longtemps qu'il n'y a pas de symptômes cérébraux. S'il y a de la stupeur, il faut administrer les excitants : arnica, valériane, serpentaire, liqueur de corne de cerf succinée, liqueur ammoniacale anisettée, surtout la dernière. Lorsque le pouls est fréquent et en même temps petit, que les extrémités sont froides, on peut essayer du camphre à la dose d'un demi-grain. S'il y a prédominance des symptômes cérébraux, délire, hallucination, tremblement, coma, Oppolzer a vu des résultats heureux survenir après l'administration du musc, dans la pneumonie comme dans le typhus, et cela à petite dose (1 à 2 grains). On peut également essayer l'éther acétique ou sulfurique. » (Pages 354 et 355.)

« Le docteur Brandes, de Copenhague, constate ensuite d'une manière générale (1) que l'expectation dans le traitement de la pneumonie ne lui a pas paru avantageuse à

____

(1) *Virchow's Archiv.*, XV, 3 und 4 heft., p. 210.

Vienne, tandis que les saignées et le tartre stibié soulagent bien plus rapidement les malades habituellement. De plus, il soutient que la méthode statistique en honneur depuis Dielt est une méthode fallacieuse, attendu que le *même* traitement a donné, une année, une mortalité de 5 p. 100, et, une autre année, une mortalité de 31 p. 100 ; si bien qu'il conclut que « en thérapeutique on ne peut pas grouper « ensemble des faits isolés pour en faire une statistique. » Il regarde, en principe, comme nuisible, la préférence que l'on accorde à telle ou telle méthode de traitement. On doit bien plutôt examiner dans chaque épidémie et même dans chaque cas particulier de pneumonie, si les saignées doivent être pratiquées, oui ou non. Il considère comme contre-indication absolue des émissions sanguines la complication de la pneumonie avec le *delirium tremens*, et en général l'état de dissolution ou d'appauvrissement du sang. Dans ces cas, il ne peut assez recommander le *sucre de saturne*, si fréquemment employé par Christensen. Le mélange de cette substance avec la quinine est une préparation très-utile quand la toux est violente, préférablement à l'association de la quinine avec l'opium. Également dans la pneumonie des petits enfants, le *sucre de saturne* calme beaucoup, si bien que ces derniers s'endorment presque immédiatement après la première dose. » (Pages 355 et 356.)

« G.-W. Balfour présente (*Edimb. med. jour.*, IV, p. 214, sept. 1858) une esquisse historique sur la méthode des saignées ou plutôt sur le rejet de cette méthode sous le titre de *Hématophobie*. Il cherche surtout à montrer que l'opposition contre les saignées n'est pas une manie de notre siècle, mais que cette controverse remonte aux premiers temps de la médecine pratique, et qu'à ce moment les oppo-

sants faisaient valoir exactement les mêmes considérations
que ceux de nos jours. L'auteur connaît particulièrement la
pratique des saignées de son compatriote Alison et la méthode
expectante de Skoda; et, malgré l'horreur qu'il éprouvait au
début pour cette dernière, il a néanmoins reconnu, comme
le prouve le résultat de ses recherches historiques, que,
depuis les temps les plus reculés jusqu'à nos jours, les
meilleurs médecins ont traité la pneumonie sans saignées, et
que, dans les cas où ces dernières ont été appliquées, elles
ont été pour le moins inutiles, et qu'avant l'extension de la
« civilisation » les hommes étaient beaucoup moins impres-
sionnables à leur action que de nos jours. » (Page 356.)

« Dans une clinique sur un cas de pneumonie lobaire, le
professeur J.-A. Easton expose les principes suivants (*Edimb.
med. journ.*, III, p. 703, febr. 1858) :

« 1° Easton rejette la saignée pour d'autres raisons que
Bennett, comme il le prouve dans une polémique bien plus
intéressante pour les Anglais que pour nous. Avec Watson,
il soutient que le caractère de la fièvre inflammatoire est, à
diverses périodes, tantôt sthénique, tantôt asthénique ;
qu'actuellement le type asthénique régnait en Angleterre, si
bien que, dans les grandes villes, et surtout dans les hôpitaux,
la saignée a généralement une action nuisible ; que, sur le
continent, et dans des circonstances données, il peut bien se
faire que la saignée agisse comme moyen perturbateur.

« 2° Il donne le tartre stibié pour enrayer la marche de
l'exsudation. Les doses rasoriennes produiraient les mêmes
effets nuisibles que la saignée. Les doses doivent plutôt, sans
prostrer les forces de l'économie, agir comme hyposthénisants

sur la circulation et la respiration, d'après les recherches de Trousseau.

« 3° Le calomel, l'opium, l'acétate d'ammoniaque et les dérivatifs sont donnés par Easton pour favoriser l'élimination et la résorption de l'exsudat. Dans d'autres cas on peut recourir, pour atteindre le même résultat, aux diurétiques, au carbonate d'ammoniaque et au sénéga. » (Page 356.)

FIN

638. — PARIS. — IMPRIMERIE POUPART-DAVYL ET Cᵉ, RUE DU BAC, 30.

www.ingramcontent.com/pod-product-compliance
Ingram Content Group UK Ltd.
Pitfield, Milton Keynes, MK11 3LW, UK
UKHW020047100726
13658UKWH00004B/1609